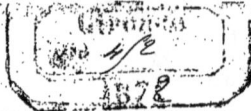

MÉMOIRE

PRÉSENTÉ

A L'ASSOCIATION FRANÇAISE POUR L'AVANCEMENT DES SCIENCES

(Septembre 1872)

1re SESSION

CONGRÈS DE BORDEAUX

QUELQUES CONSIDÉRATIONS

SUR LA RAGE

PAR

LE DOCTEUR A.-E. L. DE LA PLAIGNE

Membre de l'Association,
de plusieurs Sociétés académiques médicales et autres
de la France et de l'étranger,

ET

P. GASQUET

Médecin-vétérinaire et membre de l'Association

BORDEAUX

IMPRIMERIE GÉNÉRALE D'ÉMILE CRUGY

16, rue et hôtel Saint-Siméon, 16

1872

MÉMOIRE

PRÉSENTÉ

A L'ASSOCIATION FRANÇAISE POUR L'AVANCEMENT DES SCIENCES

(Septembre 1872)

1re SESSION

CONGRÈS DE BORDEAUX

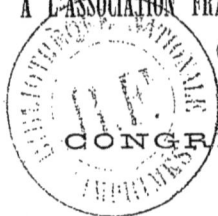

QUELQUES CONSIDÉRATIONS

SUR LA RAGE

PAR

LE DOCTEUR A.-E. L. DE LA PLAIGNE
Membre de l'Association,
de plusieurs Sociétés académiques médicales et autres
de la France et de l'étranger,

ET

P. GASQUET
Médecin-vétérinaire et membre de l'Association

BORDEAUX
IMPRIMERIE GÉNÉRALE D'ÉMILE CRUGY
16, rue et hôtel Saint-Siméon, 16
1872

A Monsieur

CLAUDE BERNARD

DE L'ASSOCIATION FRANÇAISE POUR L'AVANCEMENT DES SCIENCES

———

Session de Bordeaux — Septembre 1872

———✦———

MONSIEUR LE PRÉSIDENT,

Mon *Traité de l'Épilepsie et de la Rage* fut imprimé et publié à Bayonne en 1864.

Les libraires Baillières et fils, de Paris, furent chargés de la vente.

Je les ai priés de vous en faire parvenir un exemplaire avec dédicace. Ils m'ont assuré l'avoir fait.

Si vous avez reçu ce livre, et si vous avez eu la

bonté d'y jeter un coup d'œil, vous avez dû voir au chapitre Ier : *Des motifs qui m'ont fait étudier d'une manière spéciale l'Épilepsie et la Rage.*

Dans ce chapitre, je cite un cas de morsure faite par une épileptique âgée de quinze ans, qui, dans un mouvement convulsif trop subit et trop imprévu, mordit, à l'index de la main droite, sa mère qui lui donnait ses soins. Les résultats de cette morsure furent les plus extraordinaires : la mère devint épileptique à son tour ; l'*aura epileptica* se manifesta dans la plaie même ; mais ce qui fut plus grave et plus surprenant encore, aux accès d'épilepsie succédèrent des accès de rage, après lesquels la gangrène se déclara dans le doigt mordu, se prolongea sur l'avant-bras, qui dut être amputé ; enfin, la malheureuse mère périt dans un accès d'épilepsie et de rage.

Sa fille mourut vers l'âge de trente ans dans un accès d'épilepsie, malgré les soins qui lui furent prodigués par mon aïeul, son tuteur légal.

Qu'il me soit permis de cacher les noms de cette malheureuse famille.

Si nous nous reportons au triste épisode que je viens de faire connaître, on comprendra facilement que mes études sur l'épilepsie devaient me conduire à celles de la rage.

Ce fait, aussi important qu'anormal, une fois connu, il serait difficile de ne pas conclure à *priori* que ces deux maladies ne sont pas sans quelques rapports entre elles.

J'ai vu dans ma clientèle, et d'autres, comme moi, ont pu le constater dans la leur, même chez les enfants, des épileptiques furieux qui, avant et quelquefois après l'accès, cherchaient à mordre, se jetaient presque avec rage sur leur entourage; mais, comme ils étaient bien contenus, je n'ai pu constater si leur morsure aurait pu communiquer l'épilepsie et déterminer des symptômes de rage.

Nous avons vu aussi des épileptiques adultes des deux sexes devenir furieux avant ou après leurs accès, battre et frapper avec le premier objet trouvé sous leur main, déchirer leurs vêtements, et ceux des personnes qu'ils pouvaient saisir; on était forcé de les attacher promptement. — Ces symptômes sont-ils sans analogie avec ceux de la folie rabienne?...

Poussant plus loin nos investigations, nous nous sommes demandé si la rage ne pouvait pas être spontanée chez l'homme, qu'il soit épileptique ou non. Nous nous sommes demandé si les accès plus ou moins intermittents de la folie furieuse spontanée, ave cris, pleurs de méchanceté, volonté et efforts pour mordre, pour battre, déchirer, le tout avec violence et plus ou moins de férocité, n'étaient pas des accès de rage plus ou moins caractérisés.

Nous serions disposé à le croire, car ces accidents cèdent facilement aux petites doses de belladone, d'hyociamus et d'helleborus niger.

Nous avons fait l'analyse des symptômes relatifs de l'épilepsie simple, de l'épilepsie furieuse et de la rage, et nous avons constaté entre eux la plus grande analogie quant à leur conséquence finale.

Si l'on compare dans leur marche et non dans leur ensemble les symptômes de l'épilepsie simple avec ceux de l'épilepsie furieuse, ceux de l'épilepsie furieuse avec ceux de la folie furieuse, et enfin ceux de la folie furieuse avec ceux de la rage, on ne trouve de différences que dans la lenteur des uns et la grande rapidité des autres.

L'étude particulière de ces affections nous a permis de conclure que l'épilepsie simple, l'épilepsie furieuse et la rage ne sont qu'une seule et même maladie dont la simple convulsion de l'enfance est le *minimum*, la rage le *maximum*.

Je ne veux pas dire pour cela que tous les épileptiques soient enragés; mais je peux assurer que tous les enragés sont épileptiques au maximum; parce que ces deux maladies, bien que se manifestant sous des formes différentes, peuvent être guéries par les mêmes médicaments, pourvu que le médecin sache les choisir, et les appliquer suivant les symptômes qui les réclament.

Je fais connaître dans mon livre mes recherches sur l'action curative de tous les médicaments tirés des trois grands règnes de la nature, applicables à l'épilepsie et la rage, fruit de trente années de travaux et d'expériences. Je citerai aujourd'hui les plus importants : belladone, mercure soluble, jusquiame, stramoine, mandragore, citoine dorée, cantharides et cobra-capello. Mes appréciations ne manqueront sans doute pas de contradicteurs ; mais, ennemi de toute polémique, je les préviens qu'à mon âge avancé (76 ans) et fort d'une longue expérience, ils n'obtiendront jamais de moi d'autre réponse que celle que je leur adresse dès à présent.

Qu'ils expérimentent, qu'ils observent consciencieusement les résultats de leurs expérimentations, qu'ils essaient ma médication sans parti pris, sans partialité, et ils arriveront, avec le temps, à se convaincre des vérités que j'avance. S'ils trouvent bonne la marche que je trace, qu'ils la suivent ; ils pefectionneront mon œuvre ; — dans le cas contraire, qu'ils la laissent et tâchent, dans l'intérêt de l'humanité, de faire mieux. Nous n'avons pas de plus ardent désir.

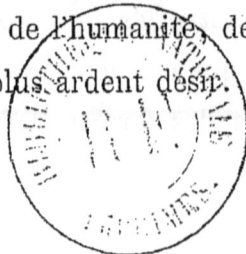

Les divers traitements qui ont été employés jusqu'à nos jours pour la curation de la rage, qui fait le principal sujet de ce mémoire, ont nécessairement varié suivant l'opinion que l'on s'était faite de la nature de la maladie. Il semblait en apparence qu'il fût rationnel de procéder ainsi, car la vérité devait nécessairement en découler. Mais, malheureusement, les expériences qui ont été faites sur les sujets enragés sont trop peu nombreuses et ont été faites dans de trop mauvaises conditions pour qu'on puisse leur donner une importance réelle. Nous voulons parler en ce moment des sujets enragés que les expérimentateurs manquant d'appareils de contrainte n'approchaient qu'avec la plus grande répulsion. Comment faisait-on donc alors l'administration des médicaments, puisqu'ils n'en avaient pas les moyens?

Les expérimentateurs ont, du reste, été fort peu nombreux, car une grande partie des travaux qui ont été faits jusqu'à ce jour sont le résultat des compilations de leurs devanciers. Leur point de départ était vicieux, leur persévérance pas assez grande; aussi, tous les résultats étaient-ils négatifs.

Nous ne devions nécessairement pas les imiter; aussi avons-nous dirigé nos recherches sur un grand nombre de médicaments qu'ils avaient délaissés.

Nous avons dû d'abord nous occuper de l'étude et de la construction des appareils qui nous permettraient de faire telles opérations nécessaires pour le traitement des sujets sans exposer personne à leur morsure.

C'est ainsi qu'en 1867 je me rendis à l'École vétérinaire de Toulouse, où je fus très-bien accueilli par M. Lavocat, son directeur. Je demandai à faire mes expériences sur la rage sous les yeux des professeurs, et principalement sous ceux de M. Lafosse.

Pendant qu'on s'occupait de la construction des loges que j'avais réclamées dans l'intérêt des élèves occupés au traitement des chiens enragés, on mit à ma disposition un chenil ordinaire.

Ma première expérience fut faite, le 26 juin 1867, sur un chien âgé de 7 mois, et enfermé dans la loge nº 5. La rage fut constatée chez cet animal par M. Lafosse. Les symptômes de la maladie étaient à leur apogée. Déjà se manifestait la paralysie du train postérieur, symptôme si éminemment mortel, car M. Lafosse assura que le chien ne passerait pas la nuit.

On ne devrait jamais attendre cette période de la maladie pour commencer un traitement; néanmoins, je ne voulus pas laisser passer cette occasion sans faire connaître la puissance de ma médication.

Je passe outre; aidé par deux élèves de quatrième

année attachés à mon service, je fis administrer, de suite, aconit 6/18 gouttes en trois fois, à quatre heures d'intervalle. L'aconit n'est pas un antirabien, mais un antiphlogistique qui dispose le malade à bien recevoir les médicaments qui doivent lui faire suite.

Le second jour, la paralysie du train postérieur n'ayant pas cédé, je fis administrer la noix vomique 6/6 gouttes, à six heures d'intervalle : dès le même soir, la paralysie cessa complètement.

La noix vomique n'est pas un antirabien, mais un intercurrent dans la guérison des paralysies, spécialement celle des extrémités postérieures chez l'animal, des extrémités inférieures chez l'homme.

Le troisième jour, l'animal, bien sous ce dernier rapport, continuait à refuser aliments et boissons, mordait les barreaux de sa loge, rongeait sa litière.

Mettant à profit cette circonstance, je pris dans la loge n° 2 un chien entré le même jour que celui du chenil n° 5, comme suspect de rage, bien que l'on ne pût trouver sur lui aucune trace de morsure. Je lui fis faire dans l'aine gauche six piqûres avec une lancette imprégnée de teinture de *cobra-capello* préparée à cet effet.

Ce chien fut introduit dans la loge du chien enragé; là se livra un combat à outrance; le chien enragé mordit l'autre aux oreilles, aux naseaux, aux lèvres, et lui bava dans la bouche; l'inoculation pouvait être complète.

Quittons un instant le chien nº 2 pour revenir au nº 5, enragé.

Après le combat, suppression subite des selles et des urines qui s'étaient maintenues jusqu'à ce jour, probablement sous l'influence de la noix vomique.

Je soupçonnais la paralysie de la vessie et du sphyncter de l'anus : je fis administrer la jusquiame 3/6 gouttes, après laquelle, pendant la nuit, émission copieuse d'urines et défécations abondantes, diarrhéiques, de matières putrides, infectantes; après quoi, dès le matin, la paralysie semble devenir générale et cesse complètement par l'administration de quelques gouttes de citoine 3e; alors l'animal a pu marcher.

Le chien ne donnait pas les moindres symptômes de rage, mais sa respiration était très-précipitée. Enfin il mourut dans la nuit du 30 juin au 1er juillet. La guérison de la rage était très-difficile à obtenir chez ce sujet, d'autant plus que tout traitement commencé après les paralysies des extrémités postérieures ou inférieures ne saurait aboutir.

Autopsie. — Langue noire; estomac rempli de corps étrangers (paille, ficelles, cuir); muqueuse intestinale phlogosée; matière liquide d'apparence bilieuse dans les intestins, sans trace d'érosion sur leur muqueuse;

vésicule biliaire distendue, pleine de bile; vessie vide
et rétractée, poumons hépatisés dans la presque tota-
lité de leur substance, lésions qui ne s'observent pas
ordinairement dans les cadavres des sujets morts de
la rage, et capables, à elles seules, de déterminer la
mort du chïen, qui aurait peut-être pu guérir sans
cette complication.

Revenons au chien n° 2, auquel j'ai fait faire six
piqûres à l'aine gauche avec une lancette imprégnée
de teinture du *cobra-capello*.

L'absorption de cette teinture s'est faite si rapide-
ment, qu'elle n'a laissé aucune trace à la peau; pas le
moindre liquide exsudatif sur les piqûres, type d'absorption essentiel à noter. Je n'ai pas vacciné ce chien;
m'étant servi du virus *cobra-capello,* je puis dire que
je l'ai *cobré*.

Le chien du n° 2 n'est pas devenu enragé après
l'absorption du venin du cobra; mais comme, à son
entrée à l'École, il a été compris parmi les suspects,
s'il avait pu déjà être infecté, il aurait été guéri et
préservé par la puissance de ce médicament, ce qu'il
est indispensable de noter.

Ce chien a été conservé plusieurs mois à l'École et
donné plus tard à un étudiant en médecine.

Cette observation a déjà été consignée en appendice
dans une thèse sur la rage, présentée et soutenue à la

même École en juillet 1868 par M. Gasquet, médecin-vétérinaire, qui m'a été attaché pendant la dernière année de son séjour à l'École (1867-1868), et qui même, jusqu'à ce jour, a pris part à tous mes travaux et à toutes mes expériences.

J'ai prolongé mon séjour à Toulouse pour obtenir la construction d'une loge. Lorsqu'elle a été terminée, il y avait dans les infirmeries de l'École au moins seize chiens suspects de rage. Nous les surveillions attenti-vement, espérant toujours de nouvelles expérimen-tations; mais le gardien des chiens, Salafa, nous disait toujours : « De tous ceux-là, vous n'en aurez pas. » En effet, au bout d'une quinzaine, à cinq jours de distance, il nous en a livré deux qui sont morts à peine entrés dans les loges construites exprès, avec tous les symptômes d'empoisonnement.

Ce stupide gardien était un ennemi juré de tout progrès.

Ayant vu disparaître peu à peu cette collection de chiens suspects, nous nous sommes lassés d'attendre encore, et nous avons quitté Toulouse avec le regret de ne pouvoir continuer publiquement toutes nos expériences.

Nous attendons aujourd'hui, sous les auspices de la *Société pour l'avancement des sciences,* dont nous avons l'honneur de faire partie l'un et l'autre, que l'on nous fournisse les moyens de répéter avec sécurité et publiquement toutes nos expériences

A cet effet, nous prenons la liberté de demander qu'il soit fondé en France, dans une ville quelconque, où nous nous rendrons l'un et l'autre, un établissement antirabien pour l'homme et les animaux.

Nous ajoutons à ce mémoire le plan de construction des loges dans lesquelles on pourrait placer les animaux et les traiter sans aucun danger pour les expérimentateurs, ainsi que ceux des moyens contentifs et des instruments nécessaires à l'administration des médicaments.

Nous ne ferons pas ressortir ici combien serait utile la formation d'un semblable établissement au point de vue humanitaire. Tous les membres de notre savante association comprendront aisément la portée des services qu'il serait appelé à rendre.

Nous leur serions reconnaissants, non-seulement pour nous tous, mais pour les générations futures; car, dès que cet immense problème sera résolu, nous aurons la solution, par les inoculations de virus animaux, d'un grand nombre d'autres maladies contagieuses qui, jusqu'à ce jour, ont échappé à tout mode de traitement.

C'est là le but de tous nos désirs et vers lequel tendent toutes nos aspirations.

Agréez, Monsieur le Président, l'assurance de nos sentiments respectueux, de notre reconnaissance et de notre haute considération.

P. GASQUET,

médecin-vétérinaire.

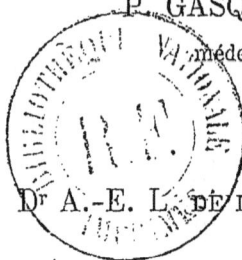

Dr A.-E. L. DE LA PLAIGNE.

Bordeaux, le 5 septembre 1872.

Vu à l'extérieur

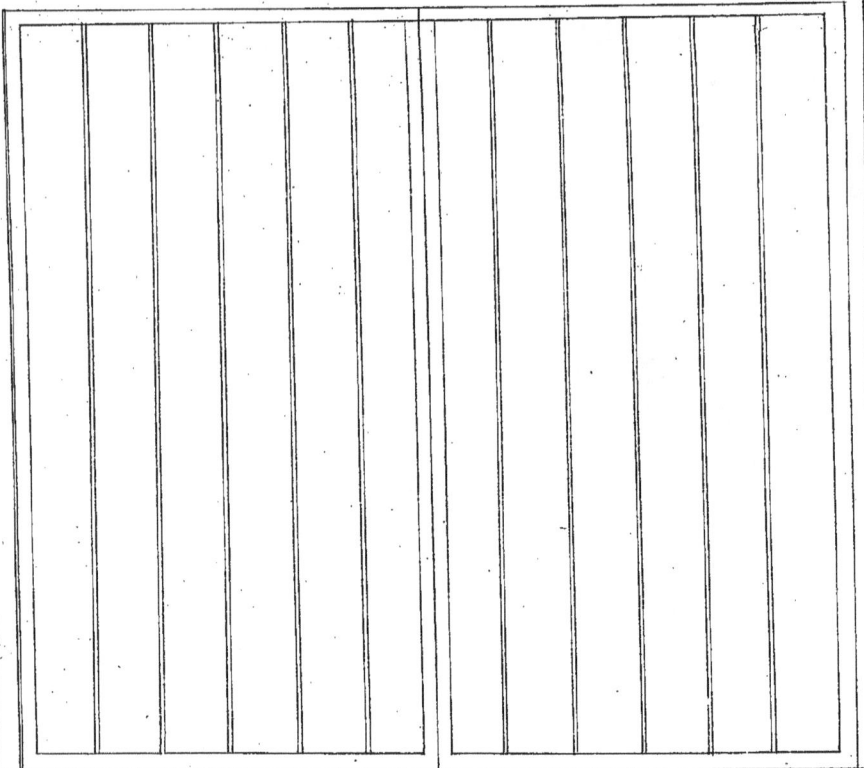

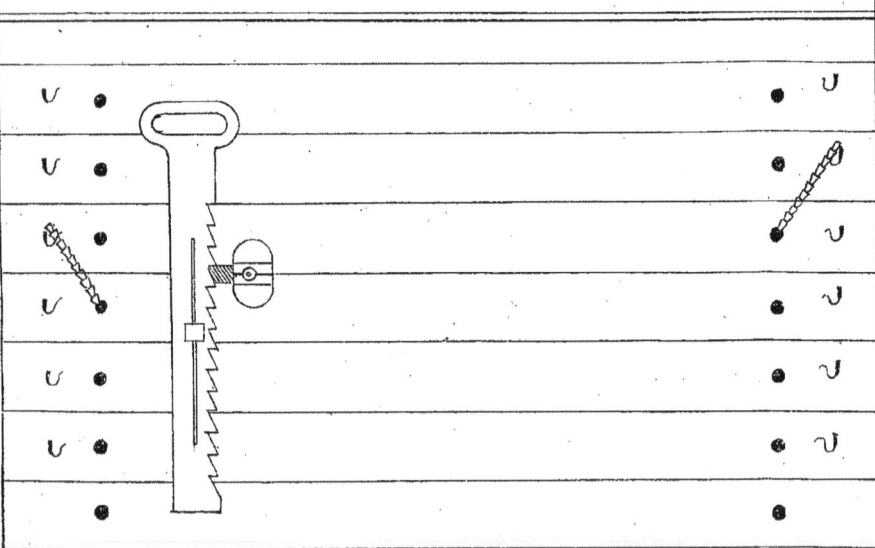

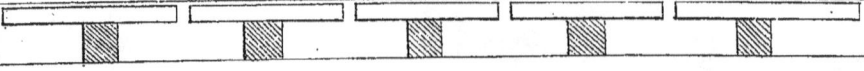

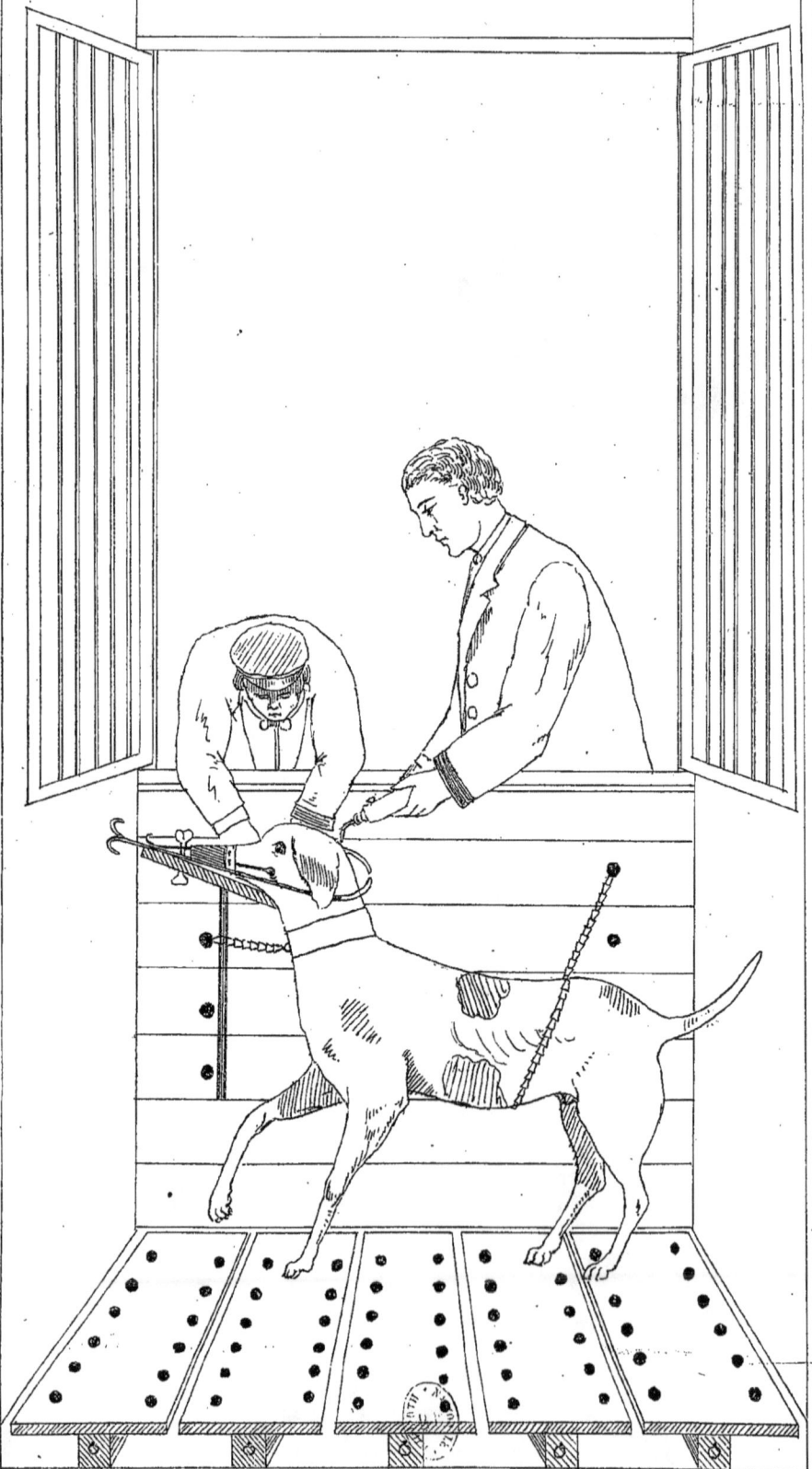

Vu à l'intérieur

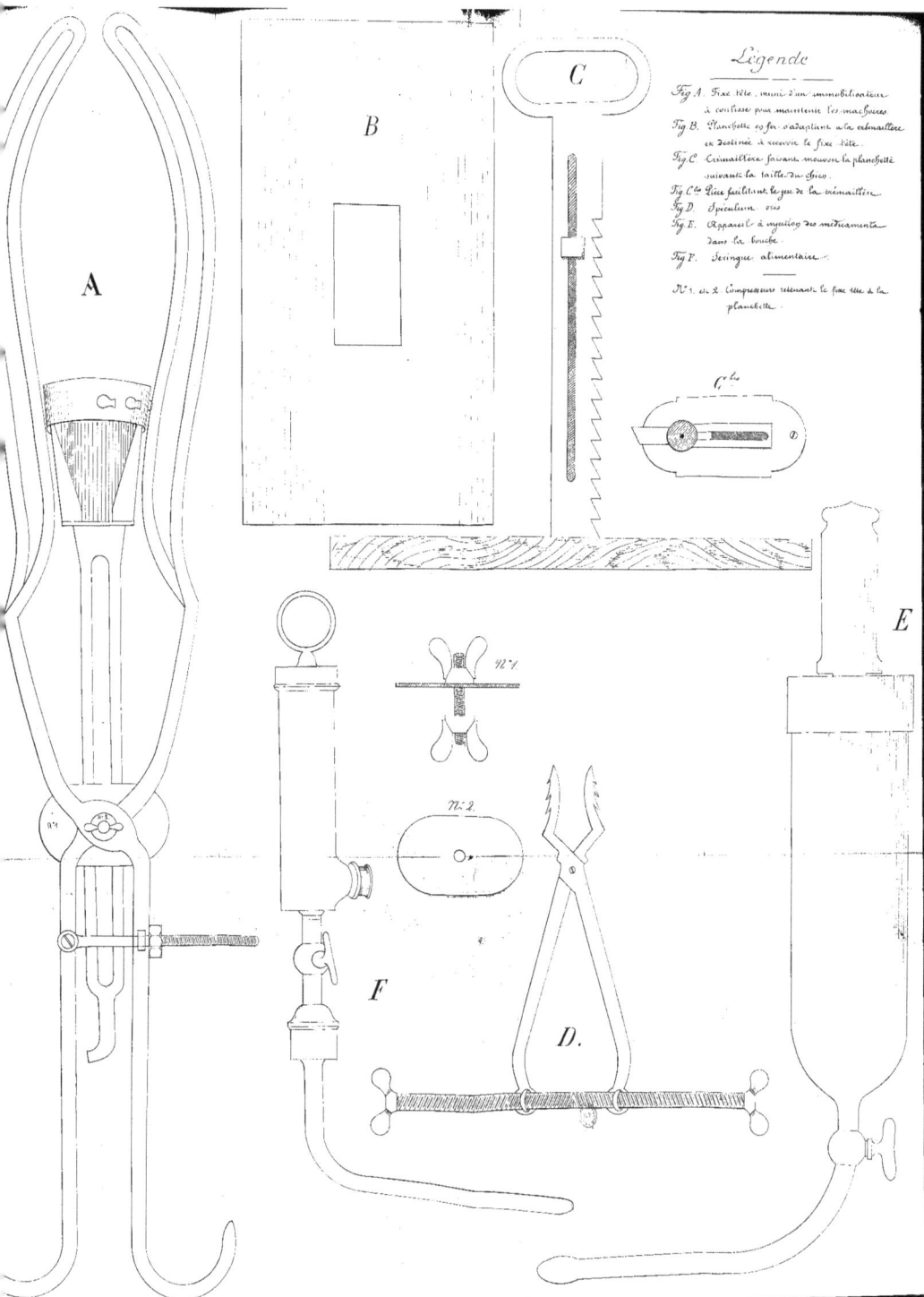